DIETA PALEOLITICA COMPLETA PER PRINCIPIANTI

ALIMENTI CONSENTITI E BENEFICI, ALIMENTI PROIBITI, ALIMENTI PROIBITI, IMPARARE LE BASI E LA STORIA DI QUESTO STILE DI ALIMENTAZIONE

Jessy M. Brown

Prima edizione

Indice dei contenuti

Introduzione: Una nuova realtà

Che ti piaccia o no, la salute della nostra società è cattiva e peggiora.

Man mano che la tecnologia continua a svilupparsi, anche la convenienza e ordinare gli alimenti è letteralmente semplice come premere un pulsante. I giorni in cui si doveva trovare il proprio cibo, per non parlare del viaggio verso un ristorante per la cena, sono ormai lontani.

Cucinare una cena sembra sempre meno attraente se paragonato al comfort del cibo e alle scelte tra commensali, servizi di catering, fast food e take-away.

Secondo l'Accademia di Nutrizione e

Dietetica, il diabete è ora la settima causa principale di morte solo negli Stati Uniti.

Il diabete di tipo 2 è stato in aumento a causa di scelte di vita sbagliate, come un'alimentazione troppo malsana e troppo poco esercizio fisico. La "globalità", termine coniato dall'Organizzazione Mondiale della Sanità per descrivere l'epidemia globale di obesità, è anche un altro problema. Queste cifre continuano ad aumentare, così come i problemi di salute e le malattie associate.

Quando i governi e le comunità locali cominciano a sentire l'impatto dell'obesità, diabete, ipertensione, ecc. a causa di scelte di vita sbagliate, la consapevolezza aumenta.

Gli alimenti a buon mercato e trasformati sono così facili da trovare e sopraffare gli scaffali dei supermercati. Buttiamo via i lavori da scrivania, i lunghi viaggi o spostamenti e l'elettronica nel mix, e facciamo un sacco di stare seduti in giro e molto poco per bruciare il cibo lavorato.

Gli americani hanno speso circa il 25 per cento del loro reddito netto sul cibo novanta anni fa, secondo uno studio della RAND sul perché gli americani sono così grassi. Attualmente, spendiamo meno di 1 miliardo di euro per la costruzione.

il dieci per cento di quel reddito in cibo. Ma di certo non mangiamo meno, mangiamo di più, più malsano e più economico.

Ma forse finalmente stiamo assistendo a una svolta. Negli ultimi tre trimestri, McDonalds ha registrato un calo complessivo delle vendite di circa il 3,3%, che può essere indicativo di un minore consumo di fast food.

Con i media che coprono l'epidemia di obesità e la salute e la qualità della vita in calo, alcune persone stanno cominciando a vedere la luce. Documentari come Fed Up stanno mettendo in luce le preoccupazioni dei produttori alimentari che fanno affidamento solo sui benefici e non sulla salute, e come lo zucchero aggiunto si trova in oltre l'80% degli alimenti dei supermercati.

Potremmo essere molto lontani dal tornare ai "bei tempi andati", dove la cena veniva preparata con quello che c'era in giardino e i cibi lavorati erano quasi sconosciuti. Ma la cosa migliore che possiamo fare è imparare perché scelte sane sono le scelte migliori per la salute e la qualità della vita a lungo termine.

Con lo sviluppo della tecnologia, le nostre opzioni continueranno a crescere. Rendendo saggio, possiamo contribuire a combattere e contenere questa crescente epidemia.

Così oggi voglio darvi una rapida panoramica per i principianti di una delle migliori scelte che potete fare per quanto riguarda la salute generale e un modo naturale di mangiare. La Dieta Paleo....Non preoccupatevi se non sapete cos'è, nei prossimi momenti scoprirete perché è stata una delle diete più commentate degli ultimi tempi.

Immergiamoci in......

Che cosa sia veramente la dieta paleolitica

Se non sai cos'è la dieta Paleo o non ne hai mai sentito parlare prima, non preoccuparti, in questo primo capitolo esploreremo esattamente di che cosa sia questo modo di mangiare.

Nella sua essenza, Paleo è molto più uno stile di vita che una dieta. Uno stile di vita Paleo consiste nel mangiare cibi veri, integrali e naturali, evitando tutti i cibi lavorati.

La dieta moderna è esattamente questo, è moderna. Gli esseri umani hanno mangiato in stile Paleo dall'inizio del tempo prima dell'inizio della rivoluzione agricola, dove abbiamo iniziato a mangiare cereali e cibi a base di zucchero, così come cibi lavorati.

L'idea alla base di Paleo è di eliminare quegli alimenti trasformati, prodotti chimici, oli vegetali e altre nuove aggiunte alla dieta moderna che possono essere dannose per il nostro stile di vita, da come ci muoviamo ai nostri livelli di energia a come ci sentiamo ogni giorno.

Durante tutti quegli anni in cui abbiamo mangiato Paleo, gli esseri umani erano cacciatori e raccoglitori. Mangiavano carne e frutta come bacche quando erano di stagione. Il che significava anche che si muovevano molto ed erano molto attivi. Avevano bisogno di essere forti e in forma per sopravvivere. I loro corpi sono stati condizionati a utilizzare efficacemente i grassi come carburante ed energia, non i carboidrati.

Nel corso del tempo, l'agricoltura è emersa e la dieta umana è cambiata drasticamente.

La Rivoluzione Agricola si è verificata circa 10.000 anni fa e ha introdotto nella nostra dieta cereali, come il grano e il pane.

La dieta moderna di oggi contiene cose come quantità significative di glutine. Il glutine era inesistente nel Paleolitico. Cose come il grano, la segale, molti cereali e orzo contengono glutine. È stato riconosciuto che il glutine provoca infiammazioni nell'intestino ed è stata data attenzione diffusa attraverso celebrità come Kelly Ripa, che hanno smesso di prendere il glutine.

È stato anche teorizzato (non dimostrato) che il glutine può svolgere un ruolo nell'aumentare il rischio di alcuni tipi di cancro, così come le malattie cardiache.

Un altro ingrediente della dieta moderna che è legato a possibili problemi di salute è quello delle lectine. Le lectine sono presenti nei grani. Essi causano l'usura del tratto gastrointestinale, che rende molto difficile la guarigione.

Non dimentichiamo lo zucchero. Lo zucchero è ovunque e ovunque oggi. Lo zucchero deve essere bruciato, ma un altro aspetto dei tempi moderni è lo stile di vita sedentario della gente.

Tutti si siedono. Si siedono al lavoro, si siedono sul divano per guardare la TV, si siedono sui loro computer, si siedono per controllare i social media e i messaggi di testo sui loro smartphone. Le persone non si muovono come prima e quindi non bruciano calorie come prima. Questo diventa un grosso problema quando si parla di consumo di zucchero.

Nel Paleolitico, gli esseri umani erano sottili, forti e in forma. Si muovevano, quasi tutto il giorno, ogni giorno. Non hanno coltivato o coltivato. Come ho detto prima, hanno cacciato e si sono riuniti. Hanno seguito il pasto. Non volevano sedersi e giocare sul loro Apple iStone Tablet. Se lo facessero, morirebbero di fame.

Così tutto lo zucchero che viene consumato nella dieta moderna, che è abbastanza brutto, non brucia nemmeno a causa di stili di vita sedentari. Ciò significa picchi e shock energetici e problemi di salute correlati, come il diabete e problemi di pressione sanguigna.

Uno dei grandi miti che la dieta Paleo ha contribuito a dissipare è l'antica nozione che mangiare grasso ti fa ingrassare.

Questo era un grosso problema quando la mania dei carboidrati iniziò negli anni Ottanta e tutti erano ossessionati da quante calorie di grasso stavano mangiando. Quasi tutti gli alimenti esistenti sono finiti con una versione a basso contenuto di grassi o senza grassi. Ma la maggior parte di quel grasso è stato sostituito dallo zucchero!

Il grasso è un nutriente cruciale per la nostra salute. I grassi alimentari sono necessari per un corpo ottimale, sano e ben funzionante. Sono tutti i prodotti chimici, conservanti e zuccheri aggiunti alla nostra dieta che portano ad un aumento di peso, problemi di salute, problemi energetici e altro ancora.

Quali grassi dovrei mangiare se voglio essere molto più sano?

Il primo punto da tenere a mente è che non tutti i grassi sono uguali. Il secondo punto da ricordare è che non si ingrassa mangiando grasso. Infatti, si dovrebbero consumare i grassi giusti per una buona salute. I grassi ti fanno sentire felice e ti danno una serie di benefici come la riduzione del rischio di cancro, l'aumento del sistema immunitario e persino l'aiuto per perdere peso.

Sì! Devi mangiare grasso per perdere grasso..... ma devi mangiare i grassi giusti.

Il problema in questi giorni è che la maggior parte delle persone consumano grassi malsani che provengono da oli idrogenati. Molte persone non sono consapevoli di quanto malsani siano gli oli vegetali che consumano. Gli oli sono commercializzati come sani e sono prodotti con alimenti naturali come soia, mais, ecc.

Infatti, gli oli raffinati o idrogenati sono estremamente dannosi per il corpo umano e causano molti problemi di salute.

La dieta paleo utilizza oli allo stato naturale. Gli oli non vengono sbiancati o sottoposti a processi chimici che li rendono nocivi. I grassi utilizzati nella dieta paleo non solo sono sicuri, ma anche estremamente benefici per l'organismo.

Perché la dieta è pesante sulla carne, si otterrà una buona parte di grassi animali nella vostra dieta. Le persone che seguono una dieta paleo sono incoraggiate ad alimentarsi con carne all'erba perché anche le aziende alimentari commerciali alimentano il loro bestiame è dannoso. Mangiare carne nutrita con erba vi garantirà che non vi siano trasmessi effetti negativi.

I grassi animali sono perfettamente fini. I nostri antenati mangiavano molta carne e il nostro corpo si è evoluto nel tempo per mangiare carne e manipolare il grasso animale. Siate certi che il vostro livello di colesterolo non salirà alle stelle. Gli studi hanno dimostrato che il colesterolo alimentare non provoca colesterolo alto negli esseri umani.

Le vere cause del colesterolo alto

Gli oli idrogenati sono venduti sugli scaffali dei supermercati. Grassi dannosi che si trovano nei biscotti, nei cibi spazzatura, nei fast food, ecc. Questi sono quelli che causano livelli di colesterolo malsano. Non ti preoccupare! Poiché la dieta paleo non consente il consumo di questi orribili oggetti, sei al sicuro.

L'olio di cocco è l'olio preferito nella dieta Paleo. Così come l'olio d'oliva è un alimento base della dieta mediterranea, l'olio di cocco è l'olio base della dieta Paleo. Contiene più del 90% di grassi saturi e ogni bit è buono per voi. L'olio di cocco è stabile a temperatura ambiente e può essere utilizzato per cucinare. Contiene acido laurico facilmente digeribile che aiuta a rafforzare il sistema immunitario.

Un altro grasso sano osservato nella dieta paleo è l'olio d'oliva. Questo è un olio molto sano e aiuta a bilanciare gli acidi grassi omega-3 e omega-6 nel corpo. Questo lubrificherà le articolazioni e preverrà l'infiammazione del corpo.

Burro e ghee sono altri grassi che vengono utilizzati anche per preparare piatti di paleo. Molti dieters pagaia mescolare le loro uova al mattino con burro fuso.

Il burro non è un ingrediente strettamente paleo, ma ha molti benefici per la salute. Quindi, se sei disposto ad essere un po' permissivo, puoi includere il burro nella tua dieta. Ha molti vantaggi.

Questi sono solo alcuni dei grassi della dieta paleo. Ci sono altri grassi come l'olio di avocado, ecc. Il punto che si dovrebbe prendere da questo articolo è che i grassi nella dieta paleo sono perfettamente sani.

Dovreste preoccuparvi di più di alimenti normali che vengono venduti commercialmente. Questi sono i maggiori responsabili della maggior parte dei problemi di salute della società di questi giorni. Evitare questi prodotti malsani e andare paleo. E' davvero un cambiamento di vita.

La dieta Paleo è conosciuta come la dieta "uomo delle caverne" perché è fondamentalmente la dieta che ti viene chiesto di mangiare. La dieta di Paleo consiste principalmente di carne, pesce, tacchino, pollo, pollo, frutta, verdura e noci.

In generale, Eating Paleo elimina gli aspetti negativi della dieta moderna, come lo zucchero, i grassi trans e i conservanti, mentre nutre il corpo con vitamine, minerali, proteine e grassi sani come gli acidi grassi essenziali. Essenziale come il tuo corpo ne ha bisogno! Hai capito?

Beh, questo è un riassunto di base di ciò che è la dieta Paleo, nella prossima parte andremo a guardare andando a agricoltura biologica e dopo che stiamo andando a guardare gli alimenti approvati Paleo.

L'importanza del 100% di alimenti biologici

Parte dell'essere un consumatore informato e coscienzioso è la consapevolezza degli alimenti che si acquistano e dei loro benefici e svantaggi per la salute, soprattutto se si sta pensando di adottare il modo Paleo di mangiare.

Le parole d'ordine circolano nel mondo dell'alimentazione sana così spesso che è difficile tenere traccia di ciò che è cosa e perché, e "biologico" non fa certo eccezione.

Entrate nel vostro tipico negozio di alimentari quotidiano e molto probabilmente vi imbatterete in alcuni corridoi etichettati come "corridoio degli alimenti sani" o "corridoio biologico". Suona piuttosto bene, vero?

Gli scaffali sono pieni di articoli etichettati come "naturale", "crudo", "germogliato" e "biologico". I prezzi sono un po' alti, ma questo è il prezzo che si paga per la salute, vero?

Il termine biologico si riferisce al modo in cui i prodotti agricoli sono coltivati, coltivati, manipolati e trasformati. L'uso di fertilizzanti naturali su prodotti chimici e di insetticidi naturali su prodotti sintetici sono due modi in cui il cibo può essere coltivato e trasformato per essere considerato organico. La carne considerata biologica proviene da animali cui sono stati dati alimenti biologici e non contiene antibiotici, ormoni della crescita o farmaci.

Etichettatura di alimenti biologici

- 100% biologico - completamente biologico o fatto da tutti gli ingredienti biologici
- Biologico - almeno il 95% di ingredienti biologici
- Prodotto con ingredienti biologici - 70% o più di ingredienti biologici

E' importante considerare il valore dell'acquisto di un particolare articolo in una varietà biologica. Solo perché i costi organici sono più alti non significa necessariamente che ne vale la pena.

Organic.org ha una lista di alimenti che chiamano la "sporca dozzina", che contengono quelli che hanno il più alto livello di pesticidi e sono quindi meglio acquistati biologici. C'è anche una lista di una dozzina di alimenti che si possono acquistare inorganicamente ("meno contaminati"). Questa guida è un ottimo punto di riferimento per i vostri viaggi al negozio di alimentari.

➢ *Aggiunta di alimenti biologici alla vostra dieta paleolitica*

Ora che capite cosa significa biologico, quali sono alcune delle ragioni per cui dovreste iniziare ad aggiungere alimenti biologici alla vostra spesa se seguite una dieta Paleo?

- Più nutriente - Vitamine, minerali, antiossidanti, antiossidanti, flavonoidi

-   Più sicuro - Nessun pesticida, di solito nessun OGM
-   Puro - Senza esaltatori di sapidità, conservanti, contaminanti

Mentre molti sostengono che il prezzo degli alimenti biologici rende impossibile da pagare, ci sono modi per renderlo adatto al vostro budget.

-   Negozio al mercato contadino locale
-   Unisciti a una cooperativa biologica
-   Acquista direttamente dagli agricoltori
-   Acquisto all'ingrosso
-   Crescere il proprio
-   Negozio online

Coloro che sono appassionati di alimenti biologici credono che è più sano e più sicuro da consumare rispetto agli alimenti non biologici quando si segue la dieta Paleo. D'altra parte, alcuni sostengono che non c'è modo di garantire che ciò che si sta acquistando sia veramente biologico, il fattore principale è il consumo di questi alimenti troppo lavorati.

Se vuoi essere in salute...... È necessario consumare questo .....

Cibi che puoi mangiare: (ne parleremo più in dettaglio qui sotto)

- Burro
- Uova
- Pesci e crostacei
- Frutta
- Erbe e spezie
- La carne
- Oli naturali (avocado, cocco, oliva)
- Dadi (Semi)
- Verdure

➢ **Alimenti che non si dovrebbe mai mangiare (o almeno ridurne il consumo)**

Cereali, cereali, cereali, cereali (orzo, segale, frumento) - Tra le altre cose contengono glutine. Evitare i cereali significa non mangiare pane o pasta.

Zuccheri (incluso sciroppo di mais ad alto contenuto di fruttosio) - Niente bevande analcoliche, bevande alla frutta, gelati, torte, dolci, ecc. Gli zuccheri possono promuovere l'aumento di peso, causare diabete, collisioni energetiche e problemi di pressione sanguigna, tra gli altri problemi di salute.

Legumi - Questo significa che non ci sono fagioli o lenticchie.

Latteria - Stai lontano da tutti i prodotti lattiero-caseari a basso contenuto di grassi. Se non avete difficoltà a digerire i latticini, può essere giusto consumare alcuni latticini ad alto contenuto di grassi, come il latte crudo intero e alcuni formaggi, ma solo in piccole quantità.

Oli vegetali idrogenati (colza, mais, mais, semi di cotone, soia, girasole, ecc.) - Questi oli causano livelli di infiammazione non sani. E ricordate gli acidi grassi essenziali di cui sopra? Uno dei maggiori problemi di oggi è il nostro squilibrato apporto di acidi grassi Omega-6 rispetto agli Omega-3. Un fattore importante in questo apporto squilibrato è l'alto livello di acidi grassi Omega-6 in questi oli.

Margarina - la margarina è stata creata come alternativa "sana" al burro. E' venuto fuori che il burro è la scelta più sana. La maggior parte della margarina contiene livelli elevati di grassi trans mortali.

Dolcificanti artificiali - cose come acesulfame potassio, aspartame, saccarina e sucralosio dovrebbero essere evitati nella dieta Paleo.

L'obesità è un'epidemia e molti, molti, molti problemi di salute sono stati collegati all'obesità. L'obesità è stata collegata a diete ad alto contenuto di alimenti trasformati, ad alto contenuto di carboidrati trasformati e all'assunzione eccessiva di zucchero. I potenziali problemi di salute includono malattie cardiache, diabete di tipo 2, cancro e ictus.

Alimenti approvati

Ricordi l'elenco degli alimenti approvati di cui sopra? Stiamo parlando di hamburger, bistecca, maiale, bisonte, agnello, anatra, tacchino, pollo e altro ancora! Bacon, baby! Il mondo è meglio con la pancetta!

Alimentato con erba, se puoi. Dopo tutto, la carne con un sacco di prodotti chimici aggiunti frustra lo scopo della dieta Paleo, non credi?

I frutti di mare includono pesce come salmone, trota, gamberi, una varietà di frutti di mare, eglefino e molto altro ancora.

Si possono mangiare molte verdure
come carote, broccoli, broccoli, cavolo e
pomodoro, così come cipolle e peperoni.

Patate dolci, patate dolci, patate dolci,
patate dolci e patate al forno sono
nell'elenco degli alimenti approvati da
Paleo. Ciò include anche le rape.

Sì anche alle uova - sode, sode, lesse,
strapazzate, strapazzate, tortilla (basta
aggiungere alcune di quelle verdure e
anche alcune di quelle verdure e anche
alcune di quelle della lista delle carni, se
questo è quello che ti piace.

I frutti a guscio e i semi approvati che si
possono mangiare sono mandorle, noci,
semi di girasole, semi di zucca, nocciole,
semi di chia e anche noci di macadamia.

Una grande varietà di frutta può essere consumata quando si va a Paleo. In questo elenco sono presenti tutti i tipi di bacche (fragole, mirtilli, more, more, ecc.), mele, arance, manghi e pere. Questo include anche gli avocado, che è una fantastica fonte di vitamine, minerali e grassi sani di cui il vostro corpo ha bisogno.

Gli oli sono una parte importante della dieta del Paleo e comprendono l'oliva, la noce di cocco e l'avocado di cui sopra.

Infine, abbiamo le nostre erbe e spezie. Qui c'è qualcosa per tutti per insaporire il cibo: sale marino, aglio, curcuma, curcuma, menta, basilico, rosmarino e molti altri possono far parte della vostra dieta quotidiana.

Nella dieta Paleo o nella dieta

"Caveman" troverete alimenti approvati leggermente diversi. Alcuni vi diranno che va bene consumare certe cose in quantità limitate. Questo include il vino rosso (la scienza dice che il vino rosso ha una varietà di benefici per la salute), cioccolata calda con cioccolato fondente, e alcuni tè, come il tè verde, che è pieno di potenti antiossidanti che hanno molti benefici per la salute.

Gli appassionati di Paleo Hardcore vi dirà di andare in agricoltura biologica il più spesso possibile, mangiare solo carne alimentata a base di erba e mangiare pesce selvatico sostenibile. Se puoi farlo, grande, ma se non puoi, non lasciare che ti fermi.

Seguire la dieta Paleo farà meraviglie per voi, anche se non andate all'hardcore biologico fino in fondo. Fate quello che potete.

Quali esercizi da fare durante la dieta paleolitica?

L'esercizio fisico e la nutrizione vanno di pari passo. Se avete intenzione di abbracciare lo stile di vita Paleo, si dovrebbe davvero prendere in considerazione un regime di esercizio fisico pure. Non deve essere necessariamente pazzo, come un programma di allenamento con i pesi di un bodybuilder professionista o l'allenamento di un atleta di alto livello.

Infatti, se tutto quello che si può raccogliere è una passeggiata di 30 minuti al giorno, questo è un grosso problema. Uno dei maggiori problemi della vita moderna è quanto siamo sedentari oggi. Molte persone si siedono a una scrivania tutto il giorno e poi siedono sul divano di notte, di solito con uno smartphone, tablet o lap top, partecipando a siti di social media.

Quindi, se riesci a camminare ogni giorno per mezz'ora, buon per te! Continua così!

Se vuoi un po' di più, ma sei una di quelle persone con cui hai davvero difficoltà a mantenere i tuoi allenamenti, dimentica i complicati programmi di esercizi multipli.

Iniziate concentrando l'attenzione sul rendere gli esercizi un'abitudine, in modo che diventino parte della vostra routine di vita. E il modo più semplice per farlo non è solo quello di fare esercizio fisico la mattina, ma di rendere l'esercizio incredibilmente semplice.

Come si fa a rendere così semplice che non si salta mai un allenamento? Piano! Non appena ti alzi dal letto, inizia ad allenarti! Questo può essere semplice come un esercizio.

Ecco alcuni esempi. (Vedi dimostrazioni di esercizi su Youtube se non sei sicuro)

Se non riesci a fare 50 pause consecutive, prendi le pause quando ne hai bisogno e registra il tempo necessario per completare i 50 e cerca di battere quella quantità la prossima volta che lo fai. Oppure, investirlo e farlo.

il peso corporeo viene squatted per 7 minuti, riposando quando necessario e tenendo un registro di quante volte si squat. La prossima volta, prova a fare di più in quei 7 minuti.

Si potrebbe fare un esercizio diverso ogni giorno per una settimana e poi ripeterlo.

Forse così:

- ✓ Lunedì: Squatting peso corporeo
- ✓ Martedì: Push Ups
- ✓ Mercoledì: Burpees
- ✓ Giovedì: Salti
- ✓ Venerdì: altri salti
- ✓ Sabato: Salto con la corda
- ✓ Domenica: riposo domenicale

Modificare gli esercizi in base alle proprie esigenze. Se hai problemi al ginocchio o sei gravemente in sovrappeso o fuori forma, le borse e i salti potrebbero non fare per te. Molto bene. Fare normali squat invece di bolle. Fare salti regolari invece di salti.

Non e' abbastanza forte per le flessioni? Fallo dalle ginocchia. Oppure fallo su un muro, con i piedi a pochi metri di distanza, così devi appoggiarti al muro.

Se le flessioni sono troppo facili, realizza una versione più difficile, come le flessioni esplosive, le flessioni della gonorrea o le flessioni dei ragni.

Una volta che l'hai fatto per alcune settimane e l'esercizio fisico diventa normale al mattino, puoi iniziare a fare esercizi multipli.

Un'altra opzione sarebbe quella di prendere un appuntamento con te stesso.

Invece di avere un allenamento in programma per il martedì, si dovrebbe avere un appuntamento di esercizio con se stessi il martedì alle 18:00. E' molto più probabile che manterrete questo impegno

La dieta paleolitica è adatta alla mia famiglia?

Se sei una persona che sta pensando di iniziare un piano alimentare Paleo e vorrebbe che tutta la famiglia si unisse al divertimento, ma non sai se è la cosa giusta da fare o meno, allora non sei solo.

Questa domanda è stata posta più volte e in questo capitolo cercheremo di navigare attraverso di essa.

In primo luogo, prima di avvicinare la vostra famiglia e cercare di convincerli a seguire una dieta paleo, ci sono alcune cose da tenere a mente. Prima di tutto, come abbiamo detto, la dieta paleo non è una dieta facile. Ci sono molte restrizioni come il mancato consumo di zucchero,

alimenti trasformati, additivi artificiali,
ecc.

Secondo, non è solo una dieta. E' tutto
un cambiamento di stile di vita. Non sarà
possibile andare ad una festa o riunione e
mangiare quello che si vuole perché non ci
sono molte persone che preparano il cibo
secondo le esigenze del paleo. Anche i
ristoranti e i pasti costosi; gli stabilimenti
non saranno in grado di preparare i cibi in
modo paleografico. Questo significa che
dovrai portare il tuo cibo ad una festa.

In terzo luogo, la maggior parte degli
alimenti di conforto sono esclusi dalla
dieta Paleo semplicemente perché
contengono zucchero, latticini, o qualche
ingrediente che non è consentito nella
dieta Paleo.

Come convincerete il vostro coniuge e i

vostri figli a smettere di mangiare i loro cibi preferiti e mangiare come gli uomini delle caverne?

Il processo stesso potrebbe sembrare che lei sia in una convenzione delle Nazioni Unite che cerca di far firmare un accordo multilaterale a paesi che si oppongono.

Il modo migliore per farlo sarebbe quello di farlo per gradi. Non cercare di passare da zero a un paleo eroe durante la notte. Sì, è benefico e sì, è un'ottima idea..... ma dovrete dare alla vostra famiglia il tempo di adattarsi, adattarsi e assimilare.

Nelle fasi iniziali, fare di un pasto un pasto un pasto paleo. Potrebbe essere la colazione. Eliminare i cereali zuccherati e il latte. Sostituire con pancetta fritta in olio di cocco, uova strapazzate e un bicchiere di succo di frutta fresca. Prendi un ricettario pieno di deliziose ricette e tenta i membri della tua famiglia con gustosi cibi paleo.

La chiave è farli sentire come se non stessero sacrificando cibo delizioso per una dieta paleo. Il vostro entusiasmo e il vostro interesse, per quanto contagioso, potrebbe non essere sufficiente a convincere la vostra famiglia a rimanere fuori da quella vasca di gelato alla noce di macadamia.

Inoltre, cerca di non fare troppe lezioni e non stare su un piedistallo di palazzo e scuoti la testa di fronte alle tue povere scelte alimentari. Fai esercizi di tolleranza e mettili lentamente al tuo fianco.

Naturalmente, la vostra famiglia può dire, "Sì! Facciamo la dieta paleo e

mangiare fegato di vitello stasera"....
molto improbabile, ma se questo accade,
buon per voi.

*In caso contrario, seguire i consigli di cui
sopra.*

E 'una fantastica idea per ottenere la
vostra famiglia sulla dieta paleo perché è
molto sano. Sarete meno inclini
all'obesità, allergie, dolori e dolori, ecc. A
lungo andare, tutta la vostra famiglia
trarrà beneficio dalla dieta paleo.

Pertanto, vale la pena perseguirlo e
persuaderlo. Abbia la tolleranza o il Suo
coniuge può divorziare Lei e Le permetta
di avere la custodia completa delle zampe
di pollo e la coda di bisonte che sono
felicemente seduti nel congelatore.

La chiave per convincerli sarà diventare un ottimo cuoco. Investite in un buon ricettario paleo e perfezionate le vostre abilità culinarie. Concentrati sui dolci. La maggior parte delle persone trova estremamente difficile smettere di mangiare cibi dolci.

Non utilizzare la dieta Paleo come stampella per cucinare piatti spiacevoli. E' perfettamente possibile preparare deliziosi piatti di paleo. Una volta che puoi farlo, è metà della battaglia vinta.

Lavora su te stesso.... e poi sulla tua famiglia. Ci sono molte famiglie nella dieta paleolitica. Questo obiettivo è a portata di mano

Conclusione

Congratulazioni per essere giunti alla fine di questa guida alla Dieta Paleolitica.

Sarete sorpresi di apprendere che la maggior parte delle persone che iniziano qualcosa non lo completano mai. Se sei arrivato fin qui, sei sicuramente interessato al modo di mangiare di Paleo e a tutti i benefici che offre.

La cosa migliore che puoi fare è ottenere l'autorizzazione dal tuo medico e iniziare un programma Paleo.

Prenditi il tuo tempo e progredire al tuo ritmo. Questa non e' una gara. Più lo fai, meglio lo farai e più sarai in salute. E' tutta questione di tempo e di pratica.

In quest'ultima parte vedremo i passi pratici per iniziare uno stile di vita Paleo da oggi.

Capire cosa si dovrebbe e non si dovrebbe fare per mangiare e cosa non si dovrebbe mangiare:

- **Mangiare:** Noci, verdure, frutta, frutta, uova, carni biologiche ed erbacee, olii sani (cocco, avocado, oliva, ecc.), pesce e frutti di mare.

- **Non mangiare:** Alimenti trasformati, latticini (burro, yogurt, formaggio, latte), cereali in grani, legumi (fagioli, piselli), burro di arachidi e arachidi, zucchero raffinato, patate, oli vegetali raffinati, caramelle, dolcificanti artificiali, verdure a base di amido (patate, ignami, ecc.).

Fallo a lungo termine:

Risultati duraturi accadono quando ci si aggrappa a qualcosa in modo permanente. Questo non significa che una volta ogni tanto non ti ritrovi a bere una tazza di latte con un Oreo. Ma entrare in un cambiamento di dieta con la mentalità che i cambiamenti sono permanenti e duraturi è la chiave del successo.

Ricordate, questa non e' una gara. Potrebbe essere necessario del tempo per ricordare quali alimenti incorporare e quali alimenti a cui rinunciare.

Pulisci la tua cucina:

Ammettiamolo. La scatola di biscotti nel tuo armadio non volerà chiaramente nel mondo di Paleo. Ma se sono lì, probabilmente li mangerai. Lo stesso vale per il burro, le arachidi, le patate. Per evitare tentazioni ogni volta che apri la porta del mobile, dovrai buttare via alcune di queste cose. Dallo a un vicino, a un amico o al banco alimentare locale.

Assicurati di capire il suo ragionamento:

Leggiamo spesso di una nuova dieta o esercizio fisico e siamo così eccitati, vogliamo solo tuffarci perché il nome sembra fantastico! Ma per mantenere la nostra motivazione a lungo termine, è importante capire perché si sceglie di iniziare qualcosa.

Stai facendo immersioni al Paleo perché

l'ha fatto il tuo amico, perché vuoi sentirti meglio o perché vuoi perdere peso? Qualunque sia il tuo ragionamento, assicurati che sia quello in cui credi davvero.

> **Praticare il perdono**

A parte il fatto che questa è una regola generale impressionante per la vita, ci ricorda che non siamo perfetti. Di tanto in tanto potremmo volere una delizia (leggi: qualcosa che non è nella lista "mangia" di Paleo).

Alcune persone hanno il permesso di trattare di tanto in tanto, alcuni lo fanno su base programmata, altri come la vita si libera delle cose. Nonostante tutto, non punire te stesso per "scivolare". Siamo umani, dopotutto!

➢ *Fai i tuoi compiti*

Se sei un drogato di ristoranti che piange per la semplice idea di rinunciare al divertimento del venerdì sera, aspetta un minuto. Controlla i menu dei luoghi che frequenti e vedi come puoi fare scelte alimentari che soddisfino i "requisiti" di Paleo. Oppure, se c'è un piatto di cui non si può fare a meno, pensate di barare al ristorante che lo serve.

Prendere la decisione di vivere una vita più sana è impressionante e ammirevole, sia che Paleo finisca per essere o meno la via per voi. Mangiando il cibo che i nostri antenati hanno mangiato, invece di riempire il nostro stomaco con tutto quello che portavano, possiamo essere sicuri di essere su un percorso di vita più sana e felice.

"Lascia che il cibo sia la tua medicina, e la medicina il tuo cibo."

- Ippocrate

Ora sì, vi auguro il meglio dei vostri risultati, e ricordate, tutto è pratico; la teoria senza azione non vi serve a nulla. Porta tutto quello che si impara nella vita reale.

Un grande abbraccio, il tuo amico, Jessy!

A proposito, quando si raggiungono i risultati a poco a poco, vi consiglio vivamente, se volete imparare molto di più sui metodi di perdita di peso, il mio libro, su "COME FARE LA DIETOGENICA SENZA STOP AL Mangiare", è un libro che sono sicuro vi aiuterà molto sulla strada per "buona salute". Senza ulteriori indugi, potete trovarlo nel motore di ricerca in Amazzonia, come: "come fare la dieta chetogenica senza smettere di mangiare" o cercando il mio nome, come: "Jessy M. Brown"..... Ancora una volta vi auguro di avere successo nei vostri risultati!